GÉRER SON POIDS

Avec script d'hypnose complet

François Kiesgen de Richter
Hypnothérapeute certifié IFHE, EFH et AHTQ

ISBN-13: 978-1718995253

ISBN-10: 1718995253

CreateSpace ISBN.

GÉRER SON POIDS

François Kiesgen de Richter

SOMMAIRE

SOMMAIRE	**4**
BIENVENUE	**5**
INTRODUCTION	**7**
GENÈSE	**8**
LES OUTILS	**12**
LES CAUSES	**13**
SAVOIR	**15**
RÈGLES DE DICTION	**17**
INDUCTIONS	**18**
CONSEILS	**24**
EN SYNTHÈSE	**28**

BIENVENUE

Bonjour et bienvenue dans ce guide. Mes guides abordent les thématiques les plus courantes qui relèvent d'une démarche d'Auto-hypnose.
Néanmoins, une mise en garde est nécessaire, car parfois, les causes d'un symptôme ne relèvent pas de l'Auto-hypnose, car elles n'ont pas une origine somatique, mais physiologique, et dans ce cas seul votre médecin-référent est compétent. Et rien ne vous empêche de recueillir son avis avant de vous lancer dans le suivi d'un programme d'Auto-hypnose.
L'Auto-hypnose agit sur les automatismes acquis depuis votre naissance. Différentes influences, comme notre éducation, notre vécu, nos expériences, ont implémenté nos programmes.

Nous pouvons faire des comparaisons.
Aujourd'hui quand vous conduisez, vous ne pensez pas à la pédale de frein à l'approche d'un feu et votre réaction est instantanée et automatique.
Si vous conduisez en regardant trop vers le fossé vous aura tendance à vous y jeter parfois à vous y précipiter.

Nous pouvons faire des constatations.
Certaines personnes conduisent leurs vie en n'ayant pas d'objectif.
Certaines personnes involontairement ressassent les événements négatifs de leur vie, et les mauvais moments.
Et c'est ainsi que tout se complique, car si j'apprends à mon inconscient à broyer du noir à longueur de

journée, il installe un programme automatique : une machine à broyer du noir.

Ainsi certaines personnes voient toujours le verre à moitié vide, et se laissent aller à entendre les jérémiades des uns et des autres à longueur de journée, et aussi elles pensent que le pire risque toujours de se produire. Aussi, parfois des personnes ont besoin d'addiction pour combler une solitude, un mal-être, un vide psychologique.

Mais aussi la société, les relations sociales induisent des habitudes qui deviennent des comportements addictifs. Et aussi il y a les mauvais moments à passer, nous en vivons tous, comme la disparition d'un proche, une séparation, un accident de parcours professionnel, et bien d'autres choses encore.

L'Auto-hypnose va permettre à une personne de se « déprogrammer » de ses comportements compulsifs, addictifs, négatifs et anxiogènes. Ce dont il faut se souvenir c'est qu'un comportement devient vite une habitude et qu'il induit un automatisme. Ce qu'il faut savoir c'est qu'en moyenne il faudra 21 jours de répétition pour installer un nouveau programme pour en recouvrir un autre. Et vous avez bien lu « recouvrir », car parfois l'ancien comportement pourra revenir, car vous l'aurez de nouveau déclenché par inadvertance ou, car un événement de la vie l'aura réactivé, alors il faudra recommencer.

Dans mes guides les thématiques sont toujours sous plusieurs regards, l'Auto-hypnose, l'hygiène de vie, l'aromathérapie, les compléments alimentaires et l'entraînement en biofeddbach.

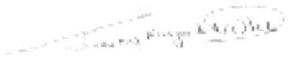

INTRODUCTION

Le mieux pour débuter l'Auto-hypnose est de l'expérimenter. Vous ne réussirez pas du premier coup, la patience est de rigueur.

L'Auto-hypnose est un changement de niveau de conscience provoqué par soi. Elle se différencie du sommeil naturel par un état qui varie de la rêverie à un état profond d'absorption comparable à un état de léthargie ou de catalepsie. Entre l'état de veille et la transe profonde, il existe de nombreux stades intermédiaires.

L'environnement sonore a une grande importance. Dans le bruit, la vigilance est sans cesse en éveil. Le silence, une musique d'ambiance, ou un ronronnement régulier, permettent de se relâcher pour enter plus aisément en hypnose.

Au plus vous vous entraînerez à l'Auto-hypnose, au plus vous parviendrez très rapidement à modifier votre état de conscience, et a atteindre des situations hypnotiques très profondes. Il est donc essentiel d'avoir mis en place des procédures « garde-fous ».

Presque tout le monde a quelque chose dans sa vie qu'il aimerait changer.

GENÈSE

Sous une forme ou une autre, l'hypnose existe depuis la nuit des temps.

Par exemple, les animaux qui hibernent pratiquent une forme d'hypnose.

Avant les années 1400, quand une personne était malade, les guérisseurs de l'époque avaient des rituels qui impliquaient une altération de l'état d'esprit de conscience, soit dans la personne malade ou du guérisseur. Chaque rituel était différent, et les guérisseurs utilisaient pour induire un changement d'état de conscience, le feu, la musique et le chant. Un dénominateur commun à ces traitements est que la personne malade devait atteindre un état mental où l'esprit prenait le corps en charge.

Le 18e siècle fut une époque populaire pour l'hypnose, quand Franz Anton Mesmer, médecin autrichien, prétendit qu'il était capable de guérir de maladies sans chirurgie et sans médecine. Ses études l'ont amené à croire que le corps était régi par une force magnétique, et que l'utilisation d'aimants et d'inductions hypnotiques guérissait les patients. C'est un type d'hypnose qui a été appelé « mesmérisme ». Franz Anton Messmer avait installé dans sa cave une grande cuve à moitié remplie d'eau, le « baquet », d'où sortaient des tiges de fer que les patients s'appliquaient sur une partie du corps afin d'être soignés. Ensuite, grâce à l'utilisation de « passes », qui sont des gestes répétitifs, le médecin faisait régresser ses adeptes jusqu'à la transe. On parlait alors du « magnétisme animal », un fluide qui circule entre toutes choses. On utilisait donc le magnétisme qui est l'énergie vitale que l'on peut transmettre par des passes manuelles, le souffle ou le regard.

Plus tard au XIXe siècle, à l'Hôpital de la Salpêtrière le professeur Jean Martin Charcot va expérimenter l'hypnose et l'utiliser pour la première fois dans le traitement de troubles mentaux. Pour lui, seuls les hystériques sont vraiment hypnotisables. Parmi ses élèves, un certain Sigmund Freud, qui pour traiter ses premières patientes hystériques va lui aussi les hypnotiser, avant de mettre au point quelques années plus tard, sa propre technique de cure : « la psychanalyse ».

Mais après cet épisode, l'hypnose a pratiquement disparu en France jusqu'aux recherches du psychiatre Léon Chertok au cours des années cinquante. Ensuite, dans les années soixante, un médecin colombien, le professeur Caycedo, s'inspirant de l'hypnose, va développer « la sophrologie » qui est l'étude de tous les moyens de variation du champ de conscience. Il est à noter qu'au début du siècle, un pharmacien français du nom de Coué, élabora une méthode d'autosuggestion, proche de l'Auto-hypnose, et qui permettrait d'exercer une influence sur la pensée et le comportement.

Il existe tellement de désinformation sur l'Auto-hypnose qu'il est temps de mettre les pendules à l'heure et de dissiper quelques-uns des nombreux mythes communs à son sujet.

L'Auto-hypnose est simplement un état de conscience différent. Vous êtes, en fait, plus sensible à votre environnement. Votre Auto-hypnose est par définition complètement volontaire, et c'est ce qui en fait un vecteur du changement. Pour provoquer le changement, vous enregistrez des suggestions, qui vous conviennent, que vous acceptez, et vous pouvez ainsi programmer votre inconscient.

Pour que votre Auto-hypnose fonctionne, vous devez

d'abord vous interroger. Vous devez vous fixer un objectif qui soit réaliste, écologique et congruent, vous devez vous donner un délai pour obtenir le changement attendu, vous devrez peut-être vous fixer des objectifs intermédiaires, vous devez mesurer vos progrès, et si besoin revoir votre objectif en fonction des événements. Prenons un exemple avec le loto. Est-ce un bon objectif de vouloir gagner au loto ? Non, car l'objectif n'est ni réaliste, ni congruent, ni écologique. N'est-ce pas un meilleur objectif de travailler sur nos ressources ? Oui, car c'est nous ouvrir à plus d'opportunités de chance ?

L'Auto-hypnose fonctionne, si votre esprit subconscient accepte vos suggestions, donc à conditions et seulement à conditions, que vos suggestions permettent de dépasser le facteur critique de votre conscience qui considère le changement comme une menace, et qui rejette la suggestion dans le but de se protéger. C'est pourquoi toutes les suggestions qui ne coïncident pas avec ce qui est programmé dans le subconscient sont rejetées. Ce facteur critique doit être contourné pour que le changement ait lieu. Cela signifie que vous allez travailler sur vos encodages au niveau visuel, auditif, kinesthésique, gustatif et olfactif, pour réencoder votre subconscient. Une fois cela compris, le vrai changement se produira, si vous gardez en mémoire qu'il faudra en moyenne 21 jours pour vous reprogrammer.

Comme concrètement fonctionne l'Auto-hypnose. Il faut utiliser des suggestions subliminales qui seront présentées en état modifié de conscience. Les effets créés par l'utilisation de la suggestion subliminale vont créer une impulsion « passage à l'acte » qui sera en latence. Les comportements enracinés et les réponses émotionnelles se modifieront sur le long terme. L'information perçue de manière subliminale par l'esprit inconscient influence le changement du comportement de manière progressive, c'est pourquoi 21 jours sont un minima. Il faut bien comprendre que l'inconscient ne peut pas créer de ruptures brutales d'un vécu conscient à un autre. Le temps d'acceptation d'une suggestion, elle varie en fonction du rapport-bénéfice et sacrifices. Il est donc essentiel que la suggestion intègre la notion de bénéfice « qu'est ce que j'y gagne ? » Et que votre gain soit supérieur au sacrifice que vous aurez à faire. Dans ce cas, votre Auto-hypnose sera suffisamment puissante. Vous n'allez pas vous induire des suggestions que vous refusez n'est-ce pas ?

La profondeur de transe n'a aucune importance pour le travail d'Auto-hypnose. Contrairement à certaines idées reçues il n'est pas nécessaire d'aller en transe profonde pour faire un travail hypnotique satisfaisant, mais il est indispensable de s'entraîner tous les jours et dans de bonnes conditions.

En conclusion vous devez adapter les suggestions qui vous sont proposées dans ce guide, et pourquoi pas à terme apprendre à créer les vôtres. Lorsque vous avez des soucis importants qui induisent un état émotionnel fragilisé, le lâcher-prise est plus délicat à obtenir, en Auto-hypnose. Il faudra plus de temps pour vous détendre, et dans ce cas l'écoute d'une musique d'ambiance associée au script d'hypnose sera importante. Si l'état de détente est pour vous inaccessible, si vous ressentez de la lassitude ou des mots de tête après la séance d'écoute, alors arrêtez-vous. Vous reprendrez plus tard.

LES OUTILS

Il vous faudra choisir pour votre séance une pièce au calme, et vous devez vous assurer de ne pas être dérangé.

Il sera nécessaire que vous ayez un lecteur enregistreur avec un casque ou des écouteurs stéréophoniques. Votre téléphone portable fera très bien l'affaire.

Vous devez avoir un cahier et un stylo pour recopier et adapter les scripts de ce guide.

La pièce ne devra être chauffée vers 21°, car en état de transe la température corporelle baisse, et avec des rideaux ou un dispositif qui limite la lumière du jour, car la lumière qui pénètre sous les paupières closes sera peut-être dérangeante.

Vous devez prévoir une chaise confortable assez profonde pour votre sécurité, il faut éviter de vous allonger sur un canapé ou un lit qui induiront une sieste ou un sommeil. Évidemment il ne faut pas rester debout.

Vous devez prévoir une bouteille d'eau pour après la séance, il est nécessaire de s'hydrater après la séance pour éliminer les déchets virtuels du travail, mais aussi ceux de l'organisme.

LES CAUSES

Les régimes ne responsabilisent pas les personnes, lesquelles au lieu d'apprendre à bien manger, vont se trouver piéger pas des « marchands du temple » qui leur auront vendu des contraintes. L'effet « YoYo » va se mettre en place : ainsi je maigris, j'en ai marre des contingences, et je me lâche. C'est ainsi que s'accumulent les échecs. Si l'on rajoute que pour savoir combien je dois peser, je ne sais pas si je dois utiliser la méthode Lorentz ? Celle de Creff ? Ou celle de Monnert-Dumain ? Bref nous sommes dans le brouillard, et le marketing s'en arrange bien.

Souvent les personnes sont obnubilées par le trop gras et le trop sucré, certaines par le trop salé, d'autres pires ne jurent que par les légumes et ne mangent de la viande qu'une fois semaine et encore c'est trop.

Et pour donner une touche d'humour, faites donc comme vous aimez : manger avec mesure et équilibre, et surtout avec plaisir, je sais que votre diététicienne, votre nutritionniste ne sont pas d'accord, mais qu'importe, les donneurs de leçons sont rarement les payeurs.

Le mieux avant d'entamer votre démarche d'Auto-hypnose pour vaincre la prise de poids est de répondre à ces quelques questions (vous pouvez entourer vos réponses, et ajoutez vos propres idées) :

- Quels seront les avantages pour moi de perdre du poids ? Ma bonne santé, plaire aux autres, retrouver mon estime de moi, me sentir bien dans ma peau…
- Quel est mon poids de forme ? La notion de poids est relative, à quel poids vais-je me sentir bien…
- Combien vais-je perdre pas mois ? Trop vite c'est

mauvais, trop lentement ne sert à rien, alors le mieux c'est entre 2 kg à 5 kg. Mon objectif doit être raisonnable, car c'est essentiel pour ma motivation…
- Ai-je une balance pour me peser tous les trois jours ?…
- Comment vais-je m'y prendre pour perdre du poids ? Manger moins vite, boire plus d'eau, manger du gras, du sucré, mais en petites quantités, refuser d'être compulsif en buvant un jus de citron avant chaque envie, décider de manger quatre fois par jour à des heures fixes, établir un rituel à table et jamais devant la télévision et ne pas faire autre chose quand je mange, bouger plus en marchant ou entreprendre ou reprendre une activité sportive…
- L'hypnose a elle seule ne sera pas suffisante, il me faudra de la motivation et de la volonté ? Quelle est ma motivation (mettre une note de 1 à 1O :… quelles est ma volonté (mettre une note de 1 à 1O :….
- Pourquoi n'ai-je pas une motivation maximum et une volonté au moins supérieure à 5 ? Je veux m'autoriser des écarts, je ne suis pas sûr qu'au restaurant ou avec des amis je puisse tenir, je pense que je vais avoir trop faim…
- Pour chacune de vos mauvaises raisons pouvez-vous mettre en place un plan B ? Si je mange trop aujourd'hui, le lendemain je mange moins ; si j'ai fait un écart aujourd'hui, pendant trois jours je bois plus…

Vous êtes prête (ou prêt), vous avez — la motivation, la confiance en vous, et vous voulez entrer dans une dynamique de changement. Alors, allons-y.

SAVOIR

Ce chapitre a pour but de vous permettre d'avoir une connaissance qui vous permettra de devenir plus autonome dans la composition et le choix de vos repas. Votre diététicienne (ou diététicien), c'est vous ! Vous voilà prête (prêt) pour passer votre DESS de nutritionniste.

Votre seul outil est l'index glycémique (IG) des aliments que vous absorbez, et plus il est bas et mieux c'est pour votre métabolisme. C'est scientifiquement prouvé. Seulement les « marchands du temple » ne donnent que rarement l'IG sur leurs emballages ! Et vous ne souhaitez pas enquêter sur chaque étiquette de produit pour déceler les « meurtriers ». L'enquête serait certes intéressante vous feriez connaissance avec la charge glycémique, aussi avec les valeurs nutritionnelles d'une portion avec leurs calories, dont les protéines, lipides, et glucides et bien évidemment avec les graisses saturées et les fibres. Bravo vous avez votre doctorat en nutrition.

Mais en synthèse et pour faire simple, il y a un petit tableau que je vous invite à photocopier :

IG bas <35	Légumes, viandes, huile d'olive, herbes & épices, vinaigre, légumineuses, fruits pauvres en sucre (pamplemousse, pêche, abricots, baies…)
IG moyen (entre 35 et 50)	Lait, céréales complètes sans sucre, riches en fibre complet, farine de blé intégrale
IG haut >50	Riz, pâtes, pizza, pain, farine, céréales, confiseries, pommes de terre, boissons gazeuses sucrées, maïs

À j'ai oublié de vous le dire, l'index glycémique mesure le pouvoir glycémiant d'un glucide, c'est-à-dire sa capacité à libérer une certaine quantité de glucose après la digestion. Toutes les calories sont égales, la protéine doit parcourir 5 étapes brûleuses de calories avant la formation en graisse alors que les lipides sont à 2 étapes seulement. La vérité c'est que le comptage de calories n'est pas une source fiable. Et je vous le prouve avec ce tableau.

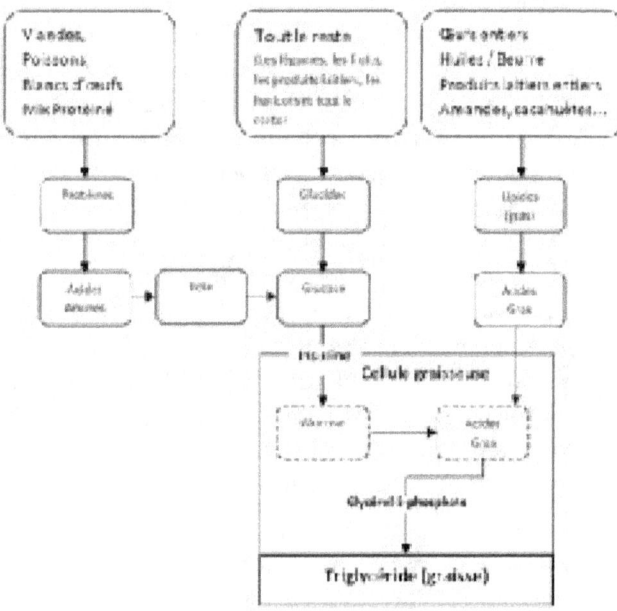

Donc vous avez compris, il faut manger de tout en quantité raisonnable, car tout fini en triglycérides, donc en graisse. Alors, pourquoi se référer à l'indice IG ? Si l'IG est bas, vous pouvez manger un peu plus de quantité, et si l'IG est haut il ne faut pas en manger trop, voir s'abstenir.

RÈGLES DE DICTION

Les scripts hypnotiques sont rédigés par François Kiesgen de Richter, hypnothérapeutes certifiés et qui exerce dans son cabinet « Briare Hypnose », situé en France à Briare dans le Loiret.

Les protocoles sont des outils incontournables pour l'Auto-hypnose, vous ne devez pas tenter de faire de l'hypnose sans prendre les précautions nécessaires, c'est à dire sans respecter les « garde-fous ». Les scripts doivent être adaptés à vos besoins précis, essentiellement pour les suggestions hypnotiques, que vous devez lire, et personnaliser. Néanmoins tous les scripts ayant réussi avec succès l'expérience terrain, une utilisation directe est donc possible. L'efficacité a été démontrée par des clients qui travaillent en Auto-hypnose en complément de leurs séances en cabinet.

Vous trouverez trois techniques d'écriture, dont des mots en italiques, des tirets, et l'espacement de lignes entre des paragraphes.

Les mots en italiques (*inducteurs de transe*) sont à lire sur l'inspiration, alors que le reste du texte est à lire sur l'expiration. La valeur d'un tiret est de une seconde de temps de pause. L'espacement de lignes entre des paragraphes indique un changement de phase (induction, approfondissement, suggestions, réveil).

L'intonation et la vitesse de lecture sont très importantes. Vous devez parlez lentement, sur une voix monocorde, en prononçant bien tous les mots, plus la phase d'induction avance et plus vous ralentirez votre débit et vous baisserez votre intonation, dés la pause de réveil vous ferez l'inverse.

INDUCTIONS

Installez-vous confortablement... prenez une respiration abdominale... Obervez votre ventre qui monte... et qui descend... concentrez votre attention sur votre respiration... Observez... à chaque *INSPIRATION*... votre ventre monte comme ceci, et à chaque... expiration votre ventre descend comme un *RELÂCHEMENT*... comme ça. Vous... INSPIREZ... et vous... RELÂCHEZ... Vous *RESSENTEZ* comme votre RESPIRATION devient plus *LENTE* et plus *PROFONDE*... et à chaque fois que vous... RELÂCHEZ... vous vous détendez de plus en plus... RELAXEZ... Vous vous RELAXEZ à votre rythme. Peut-être sentez-vous que votre respiration est maintenant plus PROFONDE que LENTE ou plus LENTE que PROFONDE... Vous pouvez même ressentir votre *INSPIRATION* plus PROFONDE que LENTE ou plus LENTE que PROFONDE... et vous INSPIREZ... et vous... RELÂCHEZ... À chaque fois que vous... RELÂCHEZ... vous vous sentez de plus en plus... RELAXEZ...

Voilà vous avez concentré toute votre attention sur vos RESPIRATIONS... en vous impliquant, c'est bien, à présent vous allez faire de même pour toutes vos perceptions PHYSIQUES... pour cela vous pouvez porter toute votre attention sur vos pieds... sur vos deux pieds... vous pouvez bien ressentir leur position dans l'espace... vous pouvez bien identifier les différences de SENSATIONS... de SENSATIONS... Et vous pouvez porter toute votre attention sur vos pieds... sur vos deux pieds... vous pouvez bien ressentir leur position dans l'espace, vous pouvez bien

identifier les différences de SENSATIONS... de SENSATIONS... en ce moment dans vos pieds... Peut-être y a-t-il des zones plus fraîches et des zones plus chaudes... dans vos pieds ou peut-être pouvez-vous... RESSENTIR... le contact de la chaussure à certains endroits de vos pieds ? En ce moment dans vos pieds peut-être y a-t-il des zones plus fraîches et des zones plus chaudes que vous pouvez RESSSENTIR... dans vos pieds ou peut-être pouvez-vous identifier le contact de la chaussure à certains endroits de vos pieds et bien RESSSENTIR... les SENSATIONS... les SENSATIONS... et bien... RESSSENTIR... vos PERCEPTIONS...
Peut-être que pouvez-vous imaginer que cette DÉTENTE de vos pieds, gagne vos chevilles... vos deux chevilles... et identifier vos SENSATIONS... vos PERCEPTIONS...
Peut-être que pouvez-vous imaginer que cette DÉTENTE, gagne à présent vos mollets... et identifier vos SENSATIONS... vos PERCEPTIONS...
Peut-être que pouvez-vous imaginer que cette DÉTENTE, gagne à présent vos tibias... et identifier vos SENSATIONS... vos PERCEPTIONS...
Peut-être que pouvez-vous imaginer que cette DÉTENTE, gagne à présent vos genoux... et identifier vos SENSATIONS... vos PERCEPTIONS...
Peut-être que pouvez-vous imaginer que cette DÉTENTE, gagne à présent vos cuisses... et identifier vos SENSATIONS... vos PERCEPTIONS...
Peut-être que pouvez-vous imaginer que cette DÉTENTE, gagne à présent vos fesses... et identifier vos SENSATIONS... vos PERCEPTIONS...
Peut-être que pouvez-vous imaginer que cette DÉTENTE, gagne à présent votre bassin... et identifier vos SENSATIONS... vos PERCEPTIONS...

Peut-être que pouvez-vous imaginer que cette DÉTENTE, gagne à présent votre dos... et identifier vos SENSATIONS... vos PERCEPTIONS...

Peut-être que pouvez-vous imaginer que cette DÉTENTE, gagne à présent votre ventre... et identifier vos SENSATIONS... vos PERCEPTIONS...

Peut-être que pouvez-vous imaginer que cette DÉTENTE, gagne à présent votre torse... et identifier vos SENSATIONS... vos PERCEPTIONS...

Peut-être que pouvez-vous imaginer que cette DÉTENTE, gagne à présent votre cou... de chaque côté de votre corps... et identifier vos SENSATIONS... vos PERCEPTIONS...

Peut-être que pouvez-vous imaginer que cette RELAXATION, s'étend à présent votre visage... et identifier vos SENSATIONS... vos PERCEPTIONS... la mâchoire se DÉTEND, la langue se REPOSE dans le palais, les joues se RELAXENT, le nez, les oreilles, le cuir chevelu... se RELAXENT

Et à présent vous observez votre respiration... Et vous savez que quand vous voulez aller plus lentement vous ralentissez... Et quand vous voulez aller plus vite, vous accélérez... Et c'est ainsi vous moduler le temps par la vitesse... Et que vous donnez du temps au temps... vous pouvez ainsi prendre votre temps temps... ou prendre moins ou plus de temps de temps pour vous RELAXER... ou pour vous DÉTENDRE... ou peut-être d'abord pour vous DÉTENDRE ou pour vous RELAXER

Dans un instant je vais compter de 10 jusqu'à 1, pour vous amener de l'état de DÉTENTE et de RELAXATION... CONFORTABLE... à un état encore plus PROFOND...

10... Plus vous inspirez plus vous vous amplifiez votre

RELAXATION…… CONFORTABLE…
9.8.7… Plus vous inspirez plus vous vous amplifiez votre DÉTENTE…… PLUS ENCORE PLUS…
6.5. Et à présent vous êtes à mi-chemin entre votre état de DÉTENTE et votre état de TRANSE… HYPNOTIQUE
4. 3. vos ondes cérébrales ralentissent au plus votre respiration est LENTE… et PROFONDE…
2. 1. a présent imaginer que vous marchez sur un sentier… VOYEZ, ce qu'il y à voir, ce qu'il y a à ENTENDRE, ce qu'il y a à RESSENTIR, ce qu'il y a à SENTIR

et plus vous avancez plus vous pouvez VOIR le paysage devant vous,

et plus vous avancez plus vous pouvez SENTIR un VENT léger sur votre visage,

et plus vous avancez plus vous pouvez RESSENTIR le contact de l'air frais sur vos mains,

et plus vous avancez plus vous pouvez ENTENDRE, la nature, des chants d'oiseaux, ou le bruit du vent dans les feuilles des arbres…

et plus vous avancez plus vous pouvez avoir un GOUT de sécheresse dans votre bouche, et une envie de BOIRE… de BOIRE…
Et tandis que vous êtes dans cet état si agréable de relaxation hypnotique…, vous approchez d'une fontaine.
Vous vous autorisez à laisser VOTRE CORPS vous guider…, VOUS GUIDER SAINEMENT… de manière à ce que, de plus en plus naturellement, vous

combliez ce besoin, de *BOIRE DE L'EAU...*, en boire davantage... pour qu'il vous soit de plus en plus facile d'atteindre votre objectif de poids santé, car vous êtes ici pour cela... car vous avez CHOISI..., c'est votre DÉCISION... de boire... de bouger... de moins ABSORBER D'ALIMENTS... et vous savez que vous savez qu'à chaque BESOIN de vous NOURRIR vous BOIREZ UN VERRE D'EAU. Vous savez aussi que pour PERDRE DU POIDS il faut manger DOUCEMENT... SAINEMENT... EN MACHANT... et BOIRE DE L'EAU pour éliminer les toxines et les graisses de votre corps.

Et à présent vous observez dans le reflet de la fontaine, vous venez de BOIRE, de VOIR un REFLET votre NOUVELLE SILHOUETTE, c'est vous DEMAIN... dans quelques MOIS.... Dans un AN...

Et je vous laisse prendre du temps pour vous observer ; VOYEZ-VOUS... RESSENTEZ-VOUS... SENTEZ-VOUS... BIEN... EN FORME... EN SANTÉ...

Félicitations !

L'inconscient régule nos fonctions biologiques, le saviez-vous ? Comme l'inconscient ne fait pas la différence entre une situation construite donc imaginée ou une situation vécue à présent vous ETES UNE PERSONNE QUI SURVEILLE SON POIDS.

Et je me demande si vous pouvez maintenant choisir de décider de ramener cet état de PERSONNE QUI SURVEILLE SON POIDS à votre état d'éveil... pour que dans votre quotidien... ; autant chez vous... qu'au travail... entre amis... au restaurant... dans toutes les situations, vous êtes... une PERSONNE QUI SURVEILLE SON POIDS...

Et je vais compter de 1 à 5, lentement pour vous permettre de revenir avec toute cette expérience ici et maintenant.
1. Prenez une inspiration.
2. Ressentez de nouveau votre tension musculaire, comme ça, très bien.
3. Bougez vos doigts
4. Bougez vos pieds et vos mains
5. Peut-être que vous pouvez voir de la lumière au travers de vos paupières... PARFAITEMENT RELÂCHER. Et... RELAXEZ...
Bonjour...

CONSEILS

L'hypnose vous a permis de vous adresser à votre partie inconsciente et donc d'agir sur votre système nerveux entérique (SNE). De nombreuses recherches scientifiques ont mis en évidence que notre intestin possède son propre système nerveux : le SNE. Il est directement relié à notre cerveau via le nerf vague. Ces deux centres nerveux sont constamment en communication. Par exemple, le SNE participe à la régulation des hormones qui indiquent au cerveau à quel moment nous devons manger et quelle quantité de nourriture nous devons absorber. Les cellules nerveuses du SNE signalent au cerveau que nous sommes rassasiés et peuvent même déclencher des nausées si nous mangeons trop. De la même façon, lorsque nous ingérons certains types d'aliments, le SNE envoie une sensation de bien-être au cerveau, déclenchant ainsi une réaction en chaîne qui fait que l'on se sent mieux. Nous nous sentons mieux par le biais de nos neurotransmetteurs.

Un neurotransmetteur est une substance chimique, fabriquée par l'organisme, et qui permet aux neurones de transmettre des messages, entre eux ou entre un neurone et un autre type de cellules de l'organisme comme les nerfs, les muscles, et les glandes.

En cas d'alimentation déséquilibrée, d'un stress ou d'un abus d'excitants tels que café, cigarette, alcool et drogues, l'information des neurotransmetteurs ne peut pas être correctement traitée ; et c'est là que les symptômes apparaissent : fatigue, anxiété, dépression, démotivation, réaction morbide de fringale et qui entraîne des maladies comme l'obésité.

La sérotonine, l'adrénaline, la dopamine, l'acétylcholine,

la noradrénaline et l'acide gamma aminobutyrique jouent un rôle essentiel dans notre bien-être et sur notre sommeil nous pourrions donc dire que, sans ces substances chimiques, nous serions tous dépourvus de plaisir, de joie de vivre et serions incapables de gérer notre stress et surtout <u>une mauvaise gestion de ces substances chimiques provoque la prise de poids par une réaction secondaire que nous nommons de compensation</u>.

Donc mon premier conseil est d'accompagner votre démarche de perte de poids d'acides aminés, de vitamines, de sels minéraux et d'oligo-éléments qui sont des facteurs cruciaux dans la perte de poids. Je ne suis pas marchand donc je vous invite à consulter votre pharmacien ou un site spécialisé pour compléter votre alimentation avec un mixte d'arginine, de glutamine et de méthionine pour les acides aminés, d'un mixte de B12, de B6 et de Zinc, pour les vitamines, et comme brûleur de garnie de vous tourner vers le L-carnitine.

Je suis aussi aromathérapeute certifié par l'Académie Française d'Aromathérapie, cette spécialité venant, pour moi, en complément de l'hypnose dans beaucoup de cas. Les huiles essentielles qui permettent de diminuer l'appétit sont très intéressantes.

Donc mon second conseil est que vous preniez un verre d'eau avec 1 ou 2 gouttes d'huile essentielle de pamplemousse le matin à jeun. Cela aide à éliminer les toxines, éviter le stockage des graisses et ainsi mieux contrôler son poids. Si le pamplemousse vous repousse, le citron est possible, mais moins efficace.

Je n'envisage jamais de travail en hypnose sans y ajouter du cardiofeedbach cette spécialité venant, pour moi, en complément de l'hypnose, pour entraîner et mesurer. Je conseille une application aisée qui Respirelax+ et que vous installez sur votre smartphone et qui fonctionne sur androïde comme sur IOS.

Donc mon troisième conseil est de faire une séance de cardiofeedbach, le matin après votre petit-déjeuner, le midi, et le soir avant de vous coucher, **mais aussi, et surtout** *avant chaque envie en dehors des repas.*

Bien sûr la question qui brûle les lèvres est « quel réglage ? ».
Le matin, choisissez le programme « dynamisant » 10 minutes (c'est automatique pour votre information le réglage est de 6 inspirations secondes et 4 expirations secondes).
Le midi, choisissez le programme « équilibre » 10 minutes (inspiration 5 secondes et expiration 5 secondes).
Le soir, choisissez le programme « relaxant » 10 minutes (inspiration 4 secondes, expiration 6 secondes).
Au moment d'une envie, vous choisissez le programme training pour 10 minutes. Ce programme d'entraînement est progressif.

L'eau est un élément essentiel pour perdre du poids, il faut éliminer pour ne pas stocker.

Donc mon quatrième conseil est de boire 25 centilitres d'eau par heure, dès le matin et jusqu'au soir.

Enfin il reste un seul conseil, mais c'est le plus

important, pour déstocker et ne plus stoker il faut bouger ! Et vous n'avez pas besoin de vous inscrire à des cours de gymnastique, ou à payer une inscription dans une salle de sport. Ce qu'il faut, c'est avoir les bons réflexes. Car transformer la graisse en muscle n'est sûrement pas votre souhait, et votre poids ne bougera pas.

Donc mon cinquième conseil est de marcher à votre rythme trois fois dix minutes par jour au minium

---

Enfin, n'oubliez pas que votre enregistrement d'hypnose doit être écouté tous les jours.

EN SYNTHÈSE

Le programme que je propose est en tous points identique à celui que je propose en cabinet comme travail quotidien à mes clients. L'hypnose magique qui fait perdre du poids en une séance est une escroquerie.
C'est seulement en associant plusieurs techniques que les résultats seront là de façon durable dans le temps.

Mon premier conseil est d'accompagner votre démarche de perte de poids d'acides aminés, de vitamines, de sels minéraux et d'oligo-éléments qui sont des facteurs cruciaux dans la perte de poids. Je ne suis pas marchand donc je vous invite à consulter votre pharmacien ou un site spécialisée pour compléter votre alimentation avec un mixte d'arginine, de glutamine et de méthionine pour les acides aminés, d'un un mixte de B12, de B6 et de Zinc, pour les vitamines, et comme brûleur de garnie de vous tourner vers la L-carnitine.

Mon second conseil est que vous preniez un verre d'eau avec 1 ou 2 gouttes d'huile essentielle de pamplemousse le matin à jeun. Cela aide à éliminer les toxines, éviter le stockage des graisses et ainsi mieux contrôler son poids. Si le pamplemousse vous repousse le citron est possible, mais moins efficace.

Mon troisième conseil est de faire une séance de cardiofeedbach, le matin après votre petit-déjeuner, le midi, et le soir avant de vous coucher, **mais aussi, et surtout** *avant chaque envie en dehors des repas.*

Mon quatrième conseil est de boire 25 centilitres d'eau par heure, dès le matin et jusqu'au soir.

Mon cinquième conseil est de marcher à votre rythme trois fois dix minutes par jour au minium

Enfin, n'oubliez pas que votre enregistrement d'hypnose doit être écouté tous les jours.

Ce livre est protégé par des droits d'auteur

ISBN-13: 978-1718995253

ISBN-10: 1718995253

CreateSpace ISBN.

www.ingramcontent.com/pod-product-compliance
Lightning Source LLC
Chambersburg PA
CBHW030041230526
45472CB00002B/615